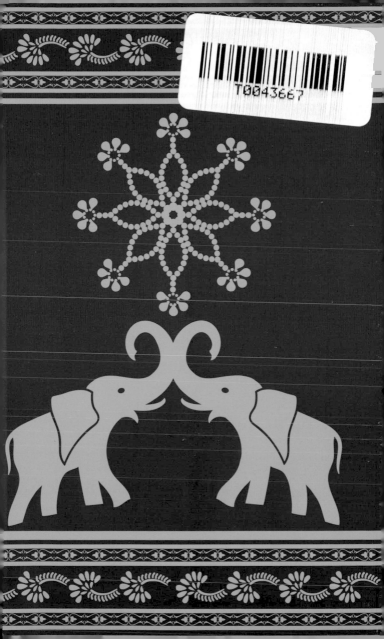

T0043667

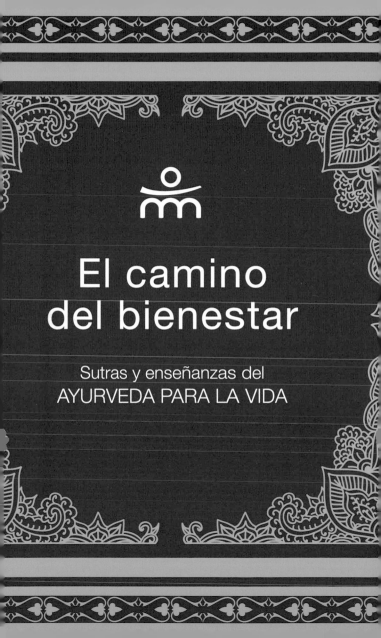

El camino del bienestar

Sutras y enseñanzas del
AYURVEDA PARA LA VIDA

El camino del bienestar
es editado por
EDICIONES LEA S.A.
Av. Dorrego 330 C1414CJQ
Ciudad de Buenos Aires, Argentina.
E-mail: info@edicioneslea.com
Web: www.edicioneslea.com

ISBN 978-987-718-597-3

Primera edición. Impreso en Argentina.
Esta edición se terminó de imprimir en
Julio de 2019 en Arcángel Maggio - División Libros.

Ciarlotti, Fabián
    El camino del bienestar / Fabián Ciarlotti. - 1a ed . - Ciudad
Autónoma de Buenos Aires : Ediciones Lea, 2019.
    160 p. ; 17 x 11 cm. - (Alternativas)

    ISBN 978-987-718-622-2

    1. Autoayuda. 2. Superación Personal. 3. Ayurveda. I. Título.
CDD 158.1

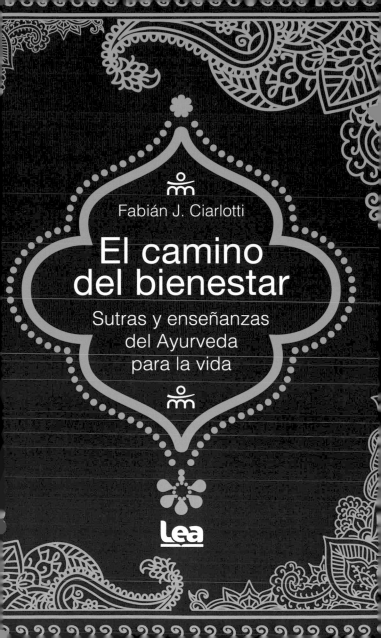

Fabián J. Ciarlotti

El camino del bienestar

Sutras y enseñanzas del Ayurveda para la vida

Lea

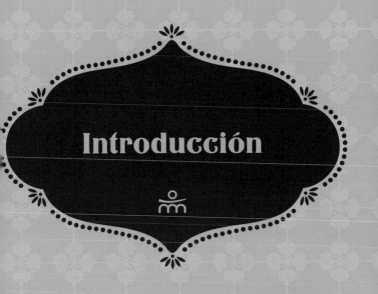

Introducción

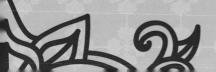

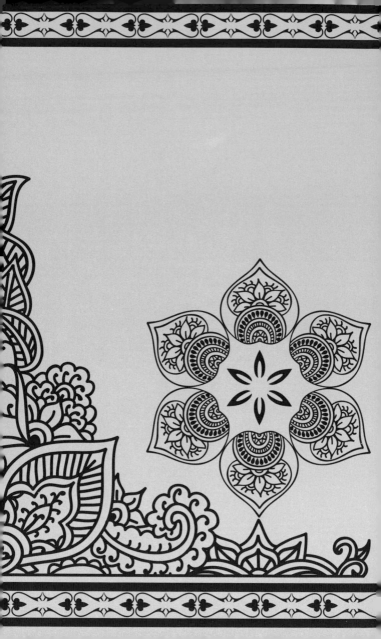

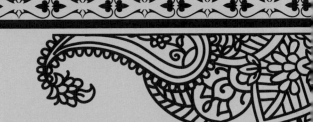

El camino del bienestar es, siguiendo la saga del libro *Ser feliz es una decisión*, un aforismo, un pensamiento corto, una máxima…un sutra. Estamos hablando de frases, por lo general cortas, que representan esclarecimientos, verdades, máximas; que también son llamados sentencias, proverbios, adagios, refranes, dichos, axiomas, apotegmas y, actualmente, *insights*. Los sutra resuenan con nosotros y hacia otros a través nuestro; por eso a veces sentimos que uno es perfecto para mí y otro cierra con o para algún conocido, familiar o lo que fuera. No tienen autoría, los arma el macrocosmos y nos elige para expresarlos.

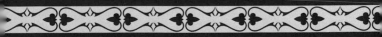

No hay que seguir paso o técnica alguna para hacer un sutra, irrumpen en nosotros a cada instante, y sirven y despiertan algo siempre; son atemporales y vigentes en cada época y lugar, como lo es también la maravillosa medicina Ayurveda.

Los sutra nos piensan.

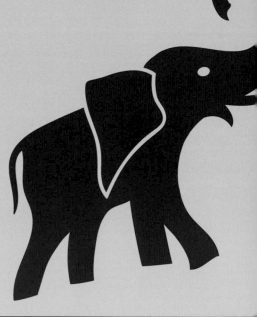

Transitar por el camino del bienestar requiere voluntad, sabiduría y amor, tres acciones que serán el primer capítulo, podría ser un sutra también este trípode de la base del bienestar.

Vamos a ver, entonces, qué nos piensan estos nueve capítulos de sutra…

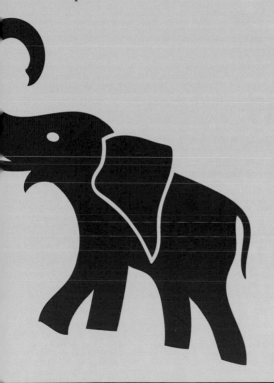

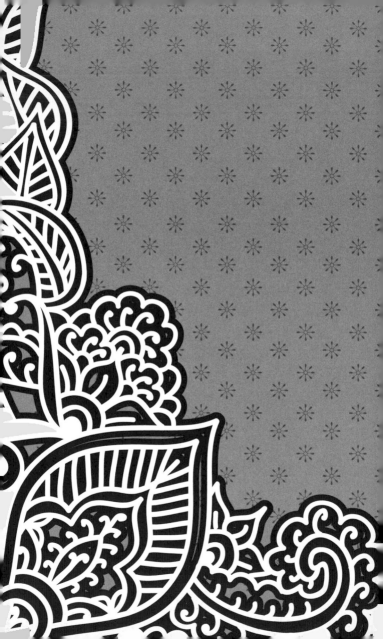

1

Voluntad, sabiduría y amor

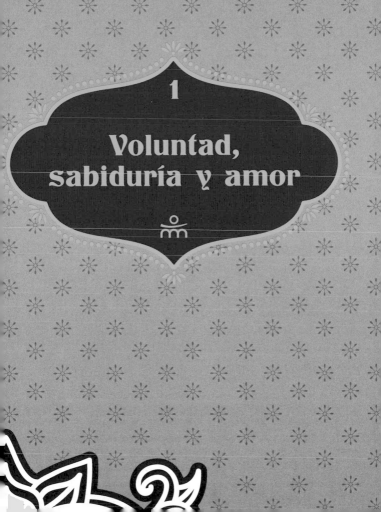

Voluntad, sabiduría y amor es el trípode del bienestar, esto quiere decir que si cualquiera de ellos falla, es posible que no quedemos bien equilibrados.

Podríamos decir que la voluntad, siempre siguiendo al Ayurveda, pertenece al campo del prana, de la atención e intención. Prana (*pra-anna*) quiere decir alimento primario, aire primario y también fuerza nerviosa, energía. El prefijo "pra" quiere decir delantero, hacia allá o anterior y el sufijo "anna" es aire como alimento, el primer alimento de la vida. Asana, pranayama, ahara o dieta, manejo mental, yoga, ayurveda... todo es para el prana.

Prana, viento, aire, mente, tiempo, espacio, energía y muerte. Está todo entrelazado. Prana es

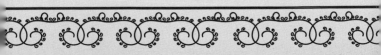

15

algo muy sutil, no es la respiración, es lo que nos hace respirar; en realidad no es tampoco energía, es lo que da energía a esa energía. Prana a la vez es esta, es voluntad, acción, sabiduría, alegría, entusiasmo, optimismo; también es buena onda, contentamiento, no quejas, aceptación.

Entonces lo primero es tener más prana, para generar la voluntad, entonces no solo deberíamos comer alimentos con prana (frutas, verduras, granos, miel, frutos secos, arroz, porotos, etc.) sino oír buena música, orientar la vista en cosas bellas, juntarnos con gente buena, que nos comparta su prana.

A veces nos alimentamos con gente tóxica que está alrededor nuestro, que son un agujero negro, esa persona nos chupa nuestro prana, nuestra energía. Ya solamente el verla, tal vez, nos haga sentir mal.

Por otro lado, si me como un lechón o una vaca, la verdad no estoy comiendo mucho prana que digamos, mucha voluntad después no da (es más, es carne muerta… cero prana).

El conocimiento es teoría
y conocer es experiencia, son
dos cosas totalmente distintas;
conocimiento no es sabiduría.

El primer paso de la sabiduría es el
auto conocimiento.

Muchas personas que están llenas de datos
saben de todo, menos de vivir, tienen un
coeficiente de inteligencia elevadísimo, pero en
la práctica cotidiana son nefastos o idiotas.

Pensamientos sobre pensamientos; no creer
que inteligencia es tener datos, el intelecto
aparece con el uso de ese conocimiento.

El intelecto se manifiesta en muy diferentes
formas, y es capaz de percibir y generar
conocimiento.

Sin el fuego del intelecto que enciende, la mente no puede ver bien.

La educación actual es llenarse de fechas, nombres, datos y aprenderlos de memoria. Los profesores repiten lo mismo que hace décadas. Actualmente la educación es una de las instituciones menos dinámicas que hay, cuando debería estar precisamente en el otro polo.

Ya es evidente que el educador necesita que se lo eduque. No es cuestión de educar solo al niño sino más bien al educador, pues él lo necesita mucho más que el estudiante. La educación actual es incompleta, y superficial, se premia la memoria y nada más.

Ahora bien, si el conocimiento queda en teoría, uno termina imponiéndoselo a sí mismo. Comienza a imaginar cosas para que se adapten a lo que había aprendido. ¿Acaso la firme convicción de una cosa, la hace así?

Podemos enseñar y aprender conocimientos naturales mucho más elevados, otra conciencia y otra calidad de vida. En la educación está todo el futuro de nuestra especie (y el de las demás, lamentablemente).

Los egos aman su conocimiento y su conocimiento agranda el ego. La mente se alimenta de conocimiento pero no ayuda a la sabiduría, tan solo hace sentir al individuo por encima de los demás: aumenta su ego.

Lo que actualmente se entiende por conocimiento, no es sabiduría; lo parece

y por eso es peligroso, pero no lo es en absoluto.

La sabiduría es la manera de poseer ese conocimiento, su manejo. Es la libertad frente al conocimiento. Este como tal disminuye, va perdiendo su valor a medida que aumenta la sabiduría.

Pero no estoy diciendo que el conocimiento no sirva para nada o no tenga utilidad, pues cuando el conocimiento pasa a ser acción, ya deviene en transformación.

El conocimiento como tal es un fenómeno de superficie y pertenece al yo, a la mente. El conocimiento prestado esconde la ignorancia: "Puede hablar horas sobre la luz, escribir tratados sobre la luz, teorías muy claras e inteligentes de lo que es la luz, pero en realidad no sabe nada acerca de la luz".

Aprender no es conocimiento aunque se lo haya identificado así. Parece que en realidad es al revés, cuanto más instruida es una persona, menos capaz es de aprender.

La sabiduría se adquiere cuando se deja de lado el conocimiento; que desde ya es una herramienta útil, pero como toda herramienta se usa en el caso necesario y nada más.

Por su parte el amor debe de ser una de las cosas más difíciles de definir y, acorde a como se lo defina, será su tratamiento o acción en consecuencia.

Lo que es seguro es que las tradiciones están cambiando, y ya se les pone un poco más de conocimiento y sabiduría a las cosas, por ejemplo, en o referente a que una emoción no puede ser prometida para toda la vida, como el matrimonio ha querido hacernos pensar.

Así, en nombre del amor se acomodan todos los pensamientos y acciones para sostener algo

que tiene un diagnóstico errado de entrada;
y si el diagnóstico está mal, todo lo que sigue
está mal… Por más que el tratamiento para ese
diagnóstico sea el correcto.

Amar, entonces, también requiere voluntad
y conocimiento, si no puede transformarse en
un apego o en una dependencia feroz.

Y, siguiendo con el diagnóstico, por ahí
tenemos uno equivocado del amor, de lo que
es la religión, de lo que es o debería ser la
educación.

El conocimiento es información y memoria,
la sabiduría es transformación.

La sabiduría dice que la verdad no
se encuentra en el conocimiento ni en
las palabras, sino en el silencio.

La mente no es más que el prana que se expresa. El prana genera voluntad y la voluntad genera prana. La voluntad es el arma más poderosa de toda persona.

Si uno busca en su mente verá millones de problemas y condicionamientos del pasado y de su actual vida. Todo potenciado por nuestro ego, quien a la vez inventa o agranda los más mínimos problemas.

La sabiduría pasa por ser testigo, por estar alerta, sobre todo a nuestra propia mente. La identificación con esta y el ego es lo que enferma (*idem*: igual, *ficare*: hacer; creer que soy eso).

La cuestión es tener una parte testigo que no se involucra, que es la que puede salir de las situaciones pues entiende que todo es un juego, que uno es un observador.

Ser testigo es estar en el presente, es observar, lo que no significa no actuar sino que la acción sucede, que salga por sí sola aunque no haya gente activa.

Vamos a cerrar este capítulo con estos nueve sutra (*nava sutra*) del prana:

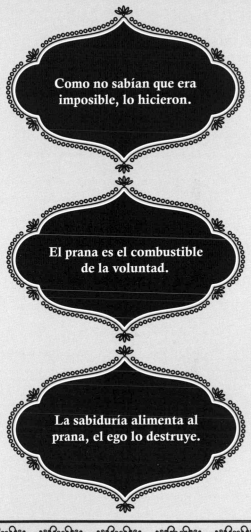

Como no sabían que era imposible, lo hicieron.

El prana es el combustible de la voluntad.

La sabiduría alimenta al prana, el ego lo destruye.

Cuando uno elige a quién preguntar elige qué respuesta escuchar.

Traer el pasado al presente puede destruir el prana.

No hay cosa, por fácil que sea, que no lo vuelta difícil la mala gana.

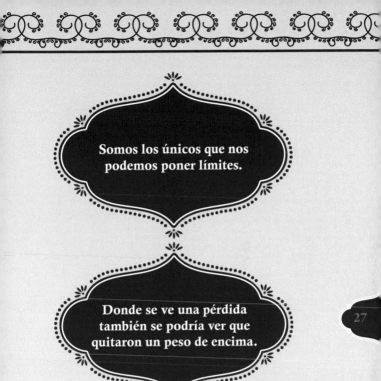

Somos los únicos que nos
podemos poner límites.

Donde se ve una pérdida
también se podría ver que
quitaron un peso de encima.

Amar es agarrar
con la mano abierta.

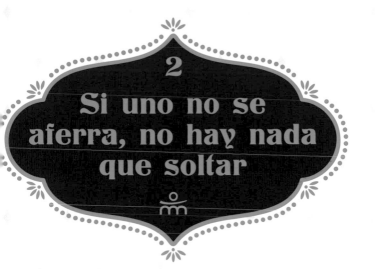

2

Si uno no se aferra, no hay nada que soltar

Antes de aferrarnos y tener luego que soltar, vamos a repasar la muy interesante visión védica del agua, veamos qué simboliza este elemento.

El agua nos da la vida, la emoción, la memoria, el amor, la tolerancia, la paciencia, la adaptabilidad, la flexibilidad, la unión, la devoción, la elasticidad, la compasión, la relajación, la frescura. Somos agua más que ninguna otra cosa (70% de nuestro cuerpo, 70% de la célula, 70% del planeta). Es el remedio de elección en todas las enfermedades. Por su intermedio se puede aumentar o bajar la temperatura corporal (naturopatía, swedana). Las bacterias y bichos aman el agua por eso cuando está contaminada mata más gente que cualquier otra contingencia de la historia (guerras, epidemias, etc.). Cuando se pudo potabilizar el agua, la expectativa de vida creció 30 años.

Cuando está fluyendo es movimiento constante y el único elemento que está en los estados: con más calor es vapor, con más frío es hielo. Es pura siempre que esté en movimiento, fluyendo. La vida es agua que fluye impulsada por el viento y metabolizada por el fuego.

Es el pensamiento con atracción ya que es una molécula bipolar: el oxígeno es negativo y el hidrógeno positivo. Esto genera los puentes de hidrógeno donde cada molécula presenta una gran atracción con la otra uniéndose H+ con O-. Esa tensión superficial (unión entre las moléculas del agua) es tan fuerte que permite que barcos pesadísimos floten y circulen sobre ella.

El agua une, y aquella persona que tenga más agua tenderá a estar más unido (ya sea por amor o por apego). El agua es la mente emocional y en desequilibrio produce codicia, avaricia, apego.

Y el agua sintoniza con las memorias, entonces además de emocionar, nos hace recordar la emoción... y se emocionará y recordará más aquella persona que tenga más agua, esto es la mujer como género y Kapha como biotipo o *dosha* según el Ayurveda.

El miedo a la soledad, a no ser nada, al vacío, el sentirnos desvalorizados/as, y muchas otras cuestiones nos hacen apegarnos a algo: a un país, a una idea, a un dios, a alguna organización, a un maestro, a una disciplina, a una persona.

El proceso de aferrarse implica conflicto, dolor. Tarde o temprano aquello a lo que uno se aferra no tarda en desintegrarse, en morir: ya sea el trabajo, pareja, la amistad o las cosas materiales.

Vairagya es una propiedad del intelecto y es ser libre de la dependencia de otros y del propio ego… a cualquier nivel. Es el desapego del resultado de la acción, lo que genera no aferrarse ni apegarse.

El intelecto es capaz de generar ese soltar gracias a la aceptación (si pasó, conviene), el discernimiento (elegir con el intelecto, natural y correctamente) y el desapasionamiento (hacer lo que corresponde sin medir el resultado), estas tres actitudes suponen el desapego mental de todas las conexiones mundanas.

El intelecto es el que digiere las experiencias y emociones. Sin un buen fuego que divida bien las cosas, la conciencia se hace lenta y pesada como una indigestión. El discernimiento del intelecto nos lleva a cambiar y mejorar hábitos, que de a poco cambiarán nuestro comportamiento, nuestro carácter y, finalmente, nuestra personalidad.

Este fuego mental ayuda a digerir las cosas y convertirlas en formas más sutiles para nutrir nuestra conciencia. Digiere nuestras emociones, sentimientos e impresiones; ese intelecto a la vez nos permite extraer conocimiento para la comprensión de la realidad. La inteligencia es la parte de nuestra conciencia que articula la racionalidad, y nos trae la luz del discernimiento para tomar decisiones y determinaciones.

La digestión permite soltar, hacer desaparecer, cambiar de forma, expulsar.

El ego genera culpa y la culpabilidad es, de todos los desequilibrios de comportamiento, el más inútil, ya que gasta energía en el presente por algo que ya pasó.

Y todos sabemos que no existe culpabilidad, por grande que sea, que pueda cambiar la historia.

Está claro que una premisa más inteligente y preventiva es no aferrarse nada, así uno después no tiene que soltar.

Según el Ayurveda, cuando se entiende los beneficios de no aferrarse por medio del intelecto, se logra tranquilidad y espacio mental; y la tranquilidad mental es lo más parecido a la felicidad.

Aferrarse indica que se espera el resultado de una acción, genera expectativa, genera demanda, genera estar atado a un suceso que va a venir o que ya pasó.

No aceptar lo que pasó, indica aferrarse inútilmente a un pasado que no fue ingerido o aceptado. Entonces deviene la auto indagación, si el aferrarse es por miedo, inseguridad, soledad…

Y cuando hablo de soltar, también me refiero a soltar las creencias, esa dependencia y devoción familiar de que porque es mi papá o porque es mi hermano... Nuestras creencias impiden caminar con libertad, por eso es necesario también soltarlas, ya sean nacionalidad, religión, devoción, o cualquier estructura que signifique mirar todo desde un solo punto de vista.

La identificación con el ego (*yo*) hace que el pensamiento se vuelva compulsivo y genera apego; y el apego, a cualquier cosa o persona, trae miseria, límites y destrucción de la libertad, envidia, la permanente comparación, celos, cargos de conciencia, remordimientos, culpas arrastrando viejas tradiciones y conceptos.

Soltar tampoco significa ser indiferente o agresivo.

Es una actitud de no intentar poseer nada del otro ser o de una situación determinada. Tomar lo que viene sin aferrarse a eso, tomar lo que viene con la mano abierta; porque no es mío.

Querer cambiar al otro genera campos no resonantes y, finalmente, la persona que se enferma es la que el otro quiere que cambie, y la que debería cambiar supuestamente, sigue su rumbo. Así se toma el rol de víctima... Manteniendo esa fuerza desafinada *in eternum*.

Debemos soltar, dejar ir, no volver la cabeza hacia atrás; la mente está en la espalda, la mente se fija en el pasado, el intelecto ve hacia adelante, pero está presente en el presente. Evitar la auto justificación, que es el ego hablándole al ego. Aceptarse para aceptar, nadie puede dar lo que no tiene dentro de sí.

Veamos los *nava sutra* acerca de este concepto, soltar:

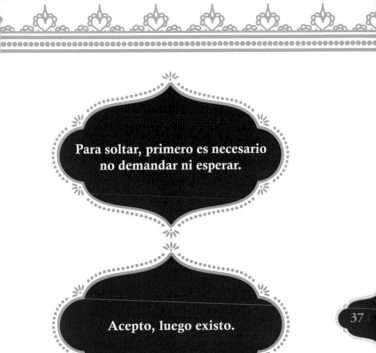

Para soltar, primero es necesario
no demandar ni esperar.

Acepto, luego existo.

Armate una vida en la cual
no necesites vacaciones.

Nada nos pertenece en este mundo, de nada somos dueños; somos dueños de un sueño.

Nada tiene poder, excepto que se le dé.

Dejar de cuestionar y empezar a ser.

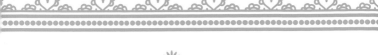

Todo cambia si uno cambia.

Es soledad o libertad,
cada ser lo define.

Si tienes el corazón roto, el
culpable puede ser tu cerebro.

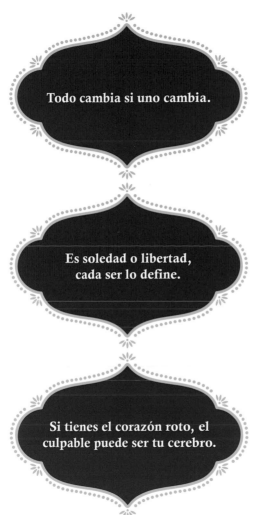

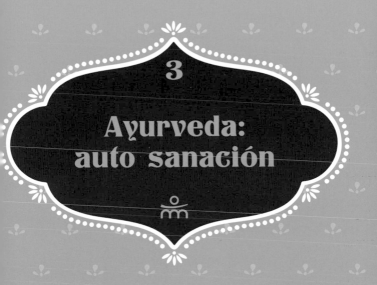

3

Ayurveda:
auto sanación

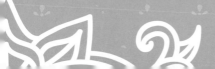

Ayurveda significa *sabiduría de vida* (*ayus*: vida, *veda:* sabiduría), y es sabia porque nos enseña a ver todo desde otro ángulo, a cambiar el diagnóstico; y así cambia todo.

Los cuatro pilares del Ayurveda son la prevención, el tratamiento, la mejoría de la calidad de vida, y el desarrollo y expansión de la conciencia.

Ayurveda tiene como principal filosofía base a la *samkhya*, la cual afirma que la naturaleza, o sea todo y todos, estamos formados por las tres guna, energías y/o cualidades, y por los cinco grandes elementos: espacio, aire, fuego, agua y tierra. Todos los objetos en el universo dependen de la variada combinación de esas tres fuerzas sutiles llamadas guna que, incluso, forman los cinco elementos. Estas tres dimensiones, fuerzas, niveles de desarrollo o cualidades, interactúan permanentemente entre sí, y son *sattvas*, *rajas* (léase *satuas*, *rashas*) y *tamas*.

Sattvas es inteligencia, imparte equilibrio, pureza. Es discernimiento y conciencia pura, amor y paz a todo y todos sin condicionamientos. Es lo natural, lo sabio, lo perfecto, lo armónico, lo adecuado, la acción correcta o dhármica, la que ayuda a todos, la más natural.

Rajas es energía, movimiento, causa desequilibrio. Es la fuerza que desata el espacio, el universo, el Big Bang, el AUM (om), luego aparece la fuerza *tamas* uniendo, formando los elementos y, a posteriori, *sattvas*, con el equilibrio. *Rajas* es energía, movimiento, cambio… y también puede ser fuente de sufrimiento. Es la única fuerza con movimiento (*sattvas* y *tamas* son inertes).

Al ser un puente hacia *tamas* o *sattvas*, se podría hablar de un estado rajásico sáttvico, rajásico puro o rajásico tamásico.

Tamas es sustancia, crea inercia. La más poderosa de las tres. Es unión, pegamento,

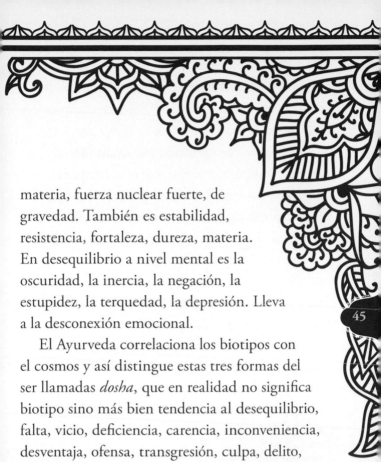

materia, fuerza nuclear fuerte, de gravedad. También es estabilidad, resistencia, fortaleza, dureza, materia. En desequilibrio a nivel mental es la oscuridad, la inercia, la negación, la estupidez, la terquedad, la depresión. Lleva a la desconexión emocional.

El Ayurveda correlaciona los biotipos con el cosmos y así distingue estas tres formas del ser llamadas *dosha*, que en realidad no significa biotipo sino más bien tendencia al desequilibrio, falta, vicio, deficiencia, carencia, inconveniencia, desventaja, ofensa, transgresión, culpa, delito, crimen.

Para configurar los dosha, estas fuerzas se agrupan de a pares, y hacen referencia a las tendencias y hábitos característicos que ejercen sobre la estructura corporal y la mente, con sus emociones.

La comprensión de nuestro biotipo y su proporción de elementos permite adaptar todos los aspectos de la vida en resonancia a cada uno en particular.

Vata, al ser sus símbolos principales los elementos espacio y aire (viento), es un dosha expansivo, abierto, liviano, móvil, rápido, frío, seco, en ráfagas, cambiante, sin rumbo fijo, con alternancias, impredecible, impalpable, sin forma. Se llamará "aire" cada vez que se hable de uno de los cinco elementos; y "viento" (que es aire en movimiento) si se está aludiendo al dosha Vata. El viento genera irregularidades de todo tipo (físicas, digestivas y mentales).

Así, impulsados por sus elementos de espacio y viento, vemos que los dosha Vata son expansivos, abiertos, rápidos, sin rutina alguna, inquietos, de mente liviana, móvil, errática y

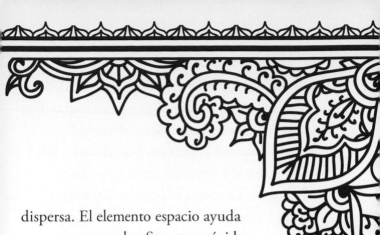

dispersa. El elemento espacio ayuda a ver y comprender. Son muy rápidos para entender la consigna y captar la información, aunque la olviden luego. Retienen lo aprendido fácilmente, pero lo olvidan rápidamente también.

Tienden a la ansiedad, a tener poca paciencia y a fatigarse rápido. Actúan en ráfagas, son dosha creativos, artísticos, innovadores, alegres y entusiastas, suelen tener el apetito variable y sufrir a causa de dormir mal, por lo que pueden padecer de insomnio, ansiedad, intranquilidad, adicciones y alteraciones nerviosas. Suelen ser muy sensibles, principalmente a los ruidos.

Pitta tiene como elementos principales al fuego y al agua, los cuales lo hacen un dosha ácido, caliente, penetrante, preciso, agudo,

energético, cocedor, con poder de digerir
y transmutar, iluminador, quemante. Pitta
significa *bilis*, que interviene en la digestión.
El fuego hace *ver* ("Pero yo y nadie más... ¿ve
esto?") y por eso reclama, exige y opina.

Pitta, con su fuego, es de mente caliente,
actúa siempre pensando. Hace todo en orden
y siguiendo rutinas, tiene el carácter firme
y determinante. Son dosha muy razonables,
inteligentes y competitivos, perfeccionistas, no
toleran errores y pueden volverse hiper críticos.
Tienen buen apetito y mucha sed, duermen poco
y bien. Su forma de pensamiento es útil para
debatir y discutir, pero pueden caer rápido en
ira, enojos y violencia. Son dominantes.

Kapha, con sus elementos tierra y agua en
mayor proporción, es un dosha de cualidad estable,
resistente, fría, estática, firme, pesada, confiable,
duradera, oleosa, no cambiante, tranquila. Es un
dosha apacible, tranquilo y amoroso. Suelen ser
personas confidentes, tolerantes, fieles, seguras y
de confianza. Tardan en aprender pero lo retienen
para siempre. Son pacientes, muy metódicos,

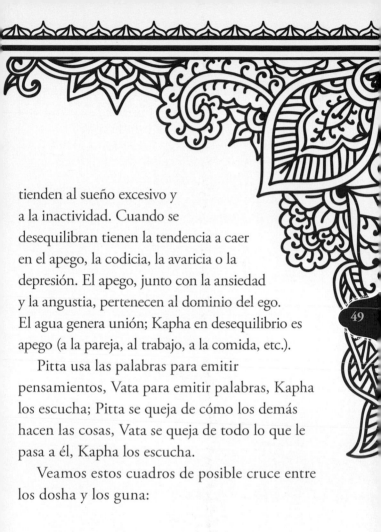

tienden al sueño excesivo y
a la inactividad. Cuando se
desequilibran tienen la tendencia a caer
en el apego, la codicia, la avaricia o la
depresión. El apego, junto con la ansiedad
y la angustia, pertenecen al dominio del ego.
El agua genera unión; Kapha en desequilibrio es
apego (a la pareja, al trabajo, a la comida, etc.).

Pitta usa las palabras para emitir
pensamientos, Vata para emitir palabras, Kapha
los escucha; Pitta se queja de cómo los demás
hacen las cosas, Vata se queja de todo lo que le
pasa a él, Kapha los escucha.

Veamos estos cuadros de posible cruce entre
los dosha y los guna:

VATA SÁTTVICO	Dosha energético, adaptable, flexible, rápido en comprender, creativo, con entusiasmo, sentido de la humanidad, iniciador, emprendedor. Abre puertas y caminos, es veloz y vital (prana, viento).
VATA RAJÁSICO	Indeciso, poco creíble, fantasioso, ansioso, agitado, vive cansado, superficial. No puede parar de hablar, ni puede dormir bien por el viento. Se queja de los dolores al principio, y luego de todo.
VATA TAMÁSICO	Miedoso, servil, deshonesto, auto destructivo, proclive a las perversiones sexuales y a los disturbios mentales, a las adicciones como el tabaco y la marihuana (aire, humo)

PITTA SÁTTVICO	Dosha inteligente, claro, preciso, discriminativo, perfeccionista, es guía, líder, corajudo, amigable. También catedrático, investigador, deportista, noble, juicioso. Digiere y transforma (agni, fuego).
PITTA RAJÁSICO	Impulsivo, ambicioso, agresivo, controlador, dominante, hiper crítico, orgulloso, vano, soberbio, competitivo, *voyeur*. Compara, opina, se burla, menosprecia, descalifica.
PITTA TAMÁSICO	Odioso, vil, iracundo, destructivo, psicópata, criminal, traficante de drogas, violento, violador. En este estado, Pitta está "ciego de ira". También adicto al alcohol (ácido y fermentado).

KAPHA SÁTTVICO	Dosha pacífico, calmo, estable, animoso, contento, tolerante, paciente, devoto, receptivo, leal, perdonador. Es un escucha y un "opinador" a demanda perfecto. Memoria y resistencia admirables (agua).
KAPHA RAJÁSICO	Controlador, orgulloso, testarudo, materialista, necesidad de seguridad y amor, búsqueda de confort y lujuria. Codicioso, terco. Su apego lo lleva a "engancharse" a otra persona.
KAPHA TAMÁSICO	Apático, depresivo, aletargado, inerte, atímico, insensible, ladrón, poco comprensivo. Avaro, obtuso, no acepta cambios. Adicción a los dulces, tipo chocolates o productos de repostería.

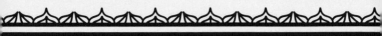

Resonamos con lo que peor nos hace, ya que vibramos en ese elemento (sospechar de lo que más nos gusta, pues tal vez es eso lo que nos hace mal).

Así a Pitta le encanta el sol, lo ácido (quesos, vinos, azúcares, carnes), lo picante, lo blanco y rojo, todo ordenado, la competencia, etc. A Kapha le encanta lo dulce, dormir la siesta, lo sedente, comer mucho (cuando es el que debería hacerlo menos), y a Vata ser irregular, cambiar todo: de lugares, de ideas, pensamientos, parejas, etc.; ama viajar como el viento, y es al que peor le hace. Por eso es necesario saber vivir, tener sabiduría de vida (*ayurveda*) pues peligroso es un vehículo sin timón o manubrio.

Para el Ayurveda, todo es relación de cualidades. Vata (liviano, frío y seco) necesitará las cualidades opuestas: debería frenar, ordenar, bajar, calmar, aceitar y calentar… Mientras tanto debería evitar comer alimentos light o verduras crudas y frías (principalmente en otoño-invierno), pues de esta forma incrementan las cualidades que de por sí tienen en exceso.

Pitta debería no competir, no creerse dueño de la verdad, no demandar y no dominar, mientras que Kapha debería levantar, soltar, mover, calentar, liberar y entregar.

Kapha debería expresar más sus emociones y saber que el confort excesivo adormece la mente. Vata y Pitta en general deberían aprender a controlarlas y transformarlas (Pitta tiene que enfriar).

Kapha es la base de los otros dos humores, es la estructura con forma, resistencia, cohesión, tranquilidad y estabilidad. Pitta es el balance de los otros dos humores, es digestión, metabolismo, transformación y pensamiento. Vata es el que mueve a los otros dos humores, es circulación, energía, entusiasmo y creación.

Ahora sigamos con los sutra del Ayurveda:

No existe un mejor dosha que otro.

Vata cuando habla sigue hablando. Pitta cuando se enoja se sigue enojando. Kapha cuando duerme sigue durmiendo.

En desequilibrio, Vata no es lento, Pitta es violento y Kapha, biolento (lento para vivir).

Vata se cura con reposo.

Kapha empeora con reposo.

Para Pitta, inteligencia fría
a las pasiones calientes.

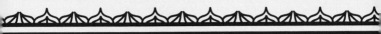

El diálogo de dos Kapha son dos escuchas. El diálogo de dos Vata son dos monólogos.

El desapego es la propiedad del intelecto que conduce a la acción correcta… para cualquier dosha.

El mejor dosha es el que nos tocó.

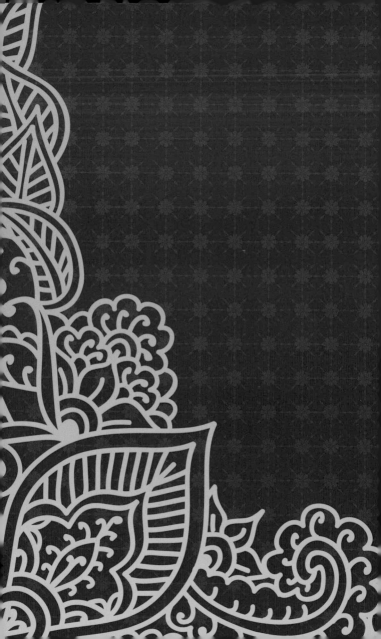

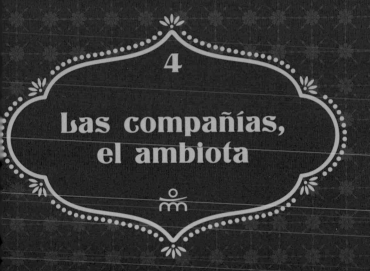

4

Las compañías, el ambiota

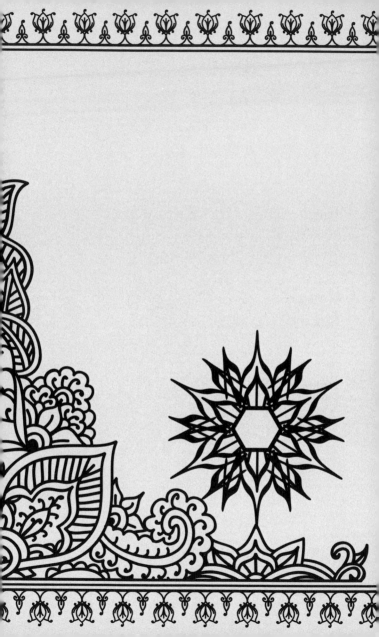

Nuestra vida y la de todo ser vivo están estrechamente vinculadas y ajustadas, tanto a las condiciones físicas como a las biológicas de su medio ambiente, a lo que llamo "ambiota".

Todo ser vivo ha sufrido adaptaciones y evoluciones para sobrevivir dentro de este conjunto de circunstancias ambientales. Antes había evolución física para adaptarse al medio, ahora los humanos adaptamos el medio a nosotros.

Cuando hablamos de evolución humana hablamos de evolución del cerebro, y si hablamos de evolución cerebral, hablamos de evolución de la conciencia en el sentido de tener más amplitud y profundidad de enfoque. La evolución humana ahora depende, no de cambios corporales o capacidades orgánicas, sino del desarrollo de la

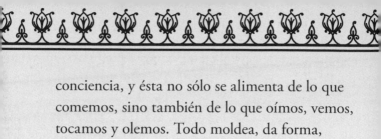

conciencia, y ésta no sólo se alimenta de lo que comemos, sino también de lo que oímos, vemos, tocamos y olemos. Todo moldea, da forma, sostiene e influye en nuestra mente. Tenemos un jardín de emociones en ella, es el jardín de mente (demente), con alegrías, pensamientos, yuyos (celos, envidia, ira) y demás. Y si estamos en pareja o en familia, son varios los jardines a los que tenemos que atender; si no sabemos nutrir el nuestro no podemos ayudar al otro, es más, podemos adquirir los yuyos del de al lado.

La familia no solo es importante para educar a los niños y fomentar su aprendizaje, sino que también genera una serie de hábitos y dinámicas que son de gran interés por su influencia en los trastornos mentales que pueden generar en alguno de sus miembros. La familia, claro está, fue y por ahora sigue siendo, una de las formas más importantes de organizarse en sociedad.

Hay muchos tipos de familias: numerosas, de solo dos integrantes, estructuradas, desestructuradas, felices, apáticas, violentas… Depende mucho de la personalidad de sus miembros y, cómo no, de las circunstancias. Además, cada familia (en el caso de que haya hijos) tiene sus propios estilos educativos: las hay más democráticas y más autoritarias, las hay más abiertas y liberales y también más cerradas e impermeables. El vínculo familiar que se establece entre padres e hijos es clave e influirá sobremanera en la personalidad, las creencias y la salud mental del niño.

No todas las familias son nidos de amor, confianza y afecto.

Existen relaciones familiares disfuncionales basadas en la sobreprotección, el abandono, la violencia o la proyección, con la consecuente aparición de desequilibrios corporales, mentales y espirituales

Hay familias en las que se generan situaciones de estrés permanente. Algunas veces puede ser un daño que se hace sin querer, sin mala intención, y en otras pueden existir factores que realmente llevan al odio y a la violencia, física o verbal. En otros casos, el problema no es tan evidente y está más relacionado con el estilo educativo que emplean los padres o el "contagio" de inseguridades o problemas de unos miembros a otros.

La convivencia dentro de una familia tóxica es absolutamente devastadora para cada uno de sus miembros, y esto tiene consecuencias directas con la aparición de ciertas psicopatologías asociadas a tener que lidiar con altas dosis de presión, estrés y hasta malos tratos. Y también lo es la búsqueda de pareja permanente, que no hace otra cosa más que alejarla. Finalmente, parece que usamos la relación como medio para escapar de nosotros mismos, de nuestra soledad, de nuestra inseguridad, o de nuestra pobreza interna. Por eso nos aferramos a los aspectos externos de la relación que se vuelven tan importantes como nosotros, y entonces poseemos, tenemos celos, criticamos, envidiamos, comparamos….

No podemos vivir aislados, toda la existencia es en base a la relación, por eso posponer o evadir el problema de relacionarnos sólo genera más conflicto… ¡no seamos lerdos en corregir nuestros errores!

Los egos en la pareja producen celos, posesión (es *mi* mujer, o *mi* marido), dominio, control, vivir haciendo las paces… Una forma atenuada de odio.

En definitiva, el problema de base es la relación que existe entre los seres humanos y la paz interna no se obtiene cerrando los ojos y tratando de olvidar al mundo o recluyéndose en un ashram en la India por un tiempo. Siempre siguiendo al Ayurveda, la tranquilidad mental también es consecuencia de poca demanda y expectativa, no esperar nada, hacer

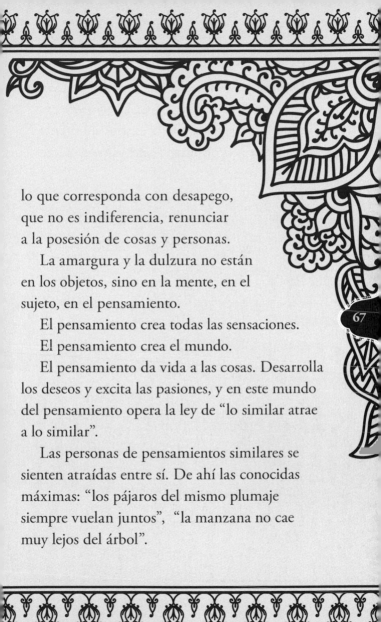

lo que corresponda con desapego,
que no es indiferencia, renunciar
a la posesión de cosas y personas.

La amargura y la dulzura no están
en los objetos, sino en la mente, en el
sujeto, en el pensamiento.

El pensamiento crea todas las sensaciones.

El pensamiento crea el mundo.

El pensamiento da vida a las cosas. Desarrolla
los deseos y excita las pasiones, y en este mundo
del pensamiento opera la ley de "lo similar atrae
a lo similar".

Las personas de pensamientos similares se
sienten atraídas entre sí. De ahí las conocidas
máximas: "los pájaros del mismo plumaje
siempre vuelan juntos", "la manzana no cae
muy lejos del árbol".

El ambiota es el medio ambiente en el que nos movemos, las compañías, el trabajo, la familia, el deporte, el arte. Dime con quién andas y te diré quién eres. Todo ello moldea nuestro ser y nuestros genes.

La mayor parte del sufrimiento humano es innecesario. Es creado por uno mismo mientras la mente sin timón maneja nuestra vida.

Permitir dejar entrar una agresión es lo mismo que comer algo putrefacto, por eso para el Ayurveda son sumamente importantes las compañías que frecuentamos o vivimos. Depende de uno si se alimenta de frases como "te hago responsable de mi sufrimiento", "te di los mejores años de mi vida", "vos sos un mediocre", etc. El otro nunca es el culpable, uno elige.

Y elegir es renunciar

Nava sutra del ambiota:

Cuando nos apartamos
de personas complicadas,
hasta la salud mejora

Para enseñar hay que saber,
para educar hay que ser.

La guerra son jóvenes
muriendo y viejos hablando:
los jóvenes no odian pero mueren,
los viejos odian
y no mueren.

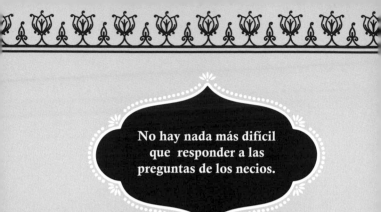

No hay nada más difícil
que responder a las
preguntas de los necios.

Una mentira pone en duda
todas las verdades.

Los obtusos, testarudos
y tradicionalistas, nunca
serán creativos.

Evitar a las personas negativas;
siempre tienen un problema
para cada solución.

Aquel con quien estemos nos puede
llegar a alimentar o indigestar.

No confundir confort con felicidad.

5

Necesitamos espacio y tiempo

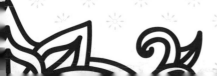

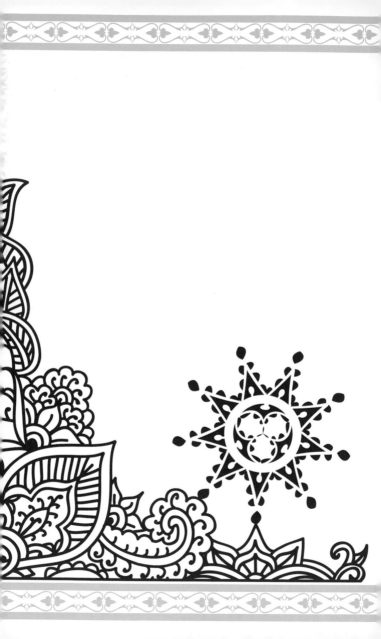

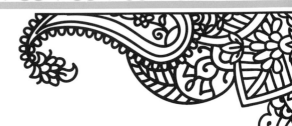

Todo comienza con el espacio, que genera prana y está unido al tiempo.

El tiempo lo hace todo dado el suficiente espacio; así, lo imposible se hace posible, lo posible probable y lo probable cierto. Hace los milagros.

El tiempo es existencia dependiente, cambia según el estado mental. Tiempo y espacio dependen enteramente de nuestra mente.

El tiempo es la distancia entre las formas, el espacio es el tiempo entre dos momentos. El momento es el tiempo, la forma, el espacio; sin embargo, uno mide al otro.

El espacio se indica por límites, el tiempo, por sucesos, eventos; es combinación de fuerza, transformación y materia

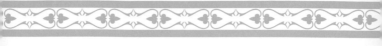

Vimos que presente es un momento imposible de capturar ya que se disuelve continuamente en el pasado, por lo tanto no sólo no existen ni el pasado ni el futuro, sino que tampoco el presente, solo se *es*.

Es en el espacio (*akasha*) donde se registran todos los pensamientos, emociones y actividades del ser humano (registros akáshicos).

Todo lo que existe está en el espacio, por lo tanto el espacio existe. Y si existe está dentro de otro espacio… ¿y así hasta el infinito?

El sonido en realidad creó el espacio (AUM, léase "om", Big Bang). O sea que el sonido genera espacio, de ahí el principio del Om y de los mantras. El sonido genera espacio y, por ende, prana.

El espacio es libertad y da lugar al prana, la energía. Todos los caminos del Ayurveda y del Yoga se basan en el prana.

El espacio es libertad, paz, expansión, inactividad, claridad, impalpabilidad, vacío, expansión ilimitada. Es el elemento donde se desarrollan los demás. Es el más sutil de los ellos

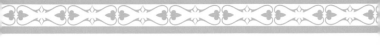

(el más denso es el elemento tierra). Es el que diferencia los objetos.

Es decir que tener problema de espacio es tener problema de tiempo, de prana y de mente, todos conforman lo que llamo la pranósfera.

Ahora, gracias a Einstein, sabemos que mientras más rápido uno se mueva, más lento pasa el tiempo. Sin embargo, a medida que envejecemos pasa mucho más rápidamente, al parecer el cerebro va olvidando los actos cotidianos repetitivos, y entonces parece que el tiempo pasara más velozmente

Necesitamos espacio de conciencia. La conciencia es llamada *chittam* o *chitta,* y ocupa también la memoria (karma).

La conciencia es el espacio de movimiento en la mente, donde están las tendencias e impresiones que empujan, y por medio de la cual se está continuamente pensando.

La conciencia no utiliza el pensamiento, es el despertar sin nombre ni forma en tiempo y espacio, trasciende la materia, es su testigo. Ser testigo es ser observador, estar sin la mente.

El auto conocimiento es la conciencia que precede a toda información, manifestación, enseñanza, posesiones, religiones u organizaciones.

Los mandamientos y las reglas son necesarios para la mente, la conciencia no necesita de reglas. Vibra con la intuición, el saber cuántico y el saber del akasha, del espacio con la conciencia cósmica, sin el soporte físico de la estructura atómica de los neurotransmisores del cerebro. Pertenece a un estado relacionado con el alma y es una inteligencia mucho mayor que la de la mente y el intelecto humanos; se relaciona con la sabiduría. La conciencia no tiene que elegir, simplemente lo hace; no es católica o judía, la creatividad y el amor tampoco lo son.

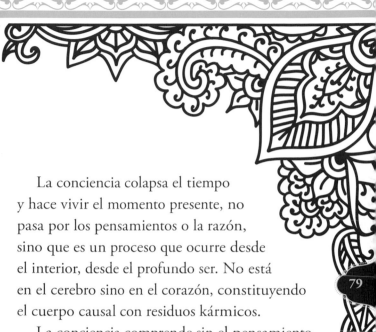

La conciencia colapsa el tiempo
y hace vivir el momento presente, no
pasa por los pensamientos o la razón,
sino que es un proceso que ocurre desde
el interior, desde el profundo ser. No está
en el cerebro sino en el corazón, constituyendo
el cuerpo causal con residuos kármicos.

La conciencia comprende sin el pensamiento,
y la intuición, es mucho más que la mente y el
intelecto, no se puede explicar ni razonar. No
surge a través de los pensamientos, sino que
aparece de golpe, como un salto. Atraviesa sin
dejarse tocar por los precarios pensamientos,
como si proviniera de una realidad superior,
como un atajo.

El intelecto debe actuar como puente
entre la mente y la conciencia, entonces el

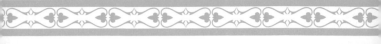

complejo mental se encontrará en una situación equilibrada.

Si la conciencia actúa, la mente no es necesaria.

Vimos que para el Ayurveda en la conciencia también se aloja el karma (el inconsciente de nuestras épocas). No todas nuestras tendencias son negativas, los frutos del karma pueden ser negativos o positivos. Como dijimos, la conciencia es limitada pues está en parte condicionada por las memorias, de las cuales es el más profundo de todos los estratos, más que la memoria celular. Allí se guardan todas nuestras experiencias presentes y pasadas, allí también se encuentra la unión con el universo, la bienaventuranza; es nuestro mundo interior, generalmente inconsciente pero condicionado, ya que todo lo que percibimos, vemos y oímos queda registrado en la conciencia.

Debemos entender la necesidad de ser selectivos cerrando las puertas a los sentidos, no dejando que entren en la conciencia cosas equivocadas (ambiota, nuestro medio

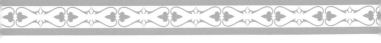

ambiente), permitiendo solamente aquello valioso que puede ser enriquecedor o sáttvico. Porque todo lo que escuchamos o leemos, todo lo sublime, elevado, noble, intuitivo e inspirador, es también alimento y se encuentra almacenado sutilmente en nuestra conciencia, de la misma forma que todo lo feo, sucio, indecente, bajo y deshonesto también será almacenado en la conciencia, chitta.

Aquello que nos viene de anteriores nacimientos, e inclusive lo que generamos en nuestra propia vida, no lo podemos evitar, pero sí modificar.

Según los hindúes, la mayor parte de la conciencia es inconsciente para la mente ordinaria. Realizar prácticas espirituales, recibir distintas energías positivas, practicar diferentes tipos de meditaciones y procesos de limpieza de conciencia, nos libera de estas impresiones negativas que de esa manera dejan de guiarnos o de hacer uso de nosotros.

Solo en la persona con un gran desarrollo espiritual el campo de la conciencia está

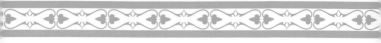

totalmente consciente. Cuando la conciencia es iluminada, podemos trascender las limitaciones externas.

La conciencia es el espacio del movimiento donde interactúan con dinamismo los pensamientos, las emociones, las impresiones y tendencias, como así también el espacio de las cuestiones cuánticas como ser la telepatía, la intuición, la telekinesis, la clarividencia, la sincronía.

Sutra de espacio y tiempo:

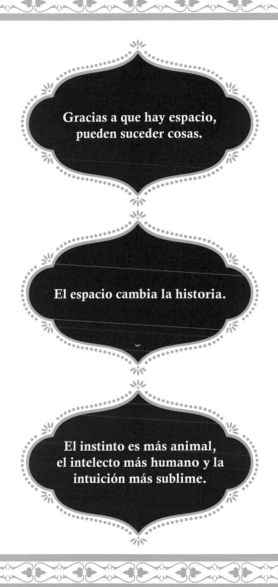

Gracias a que hay espacio,
pueden suceder cosas.

El espacio cambia la historia.

El instinto es más animal,
el intelecto más humano y la
intuición más sublime.

El espacio genera y conserva prana.

Cuando surge el saber, el pensamiento desaparece.

Aun sin moverse en el espacio, todo lo que existe es acompañado por el movimiento del tiempo.

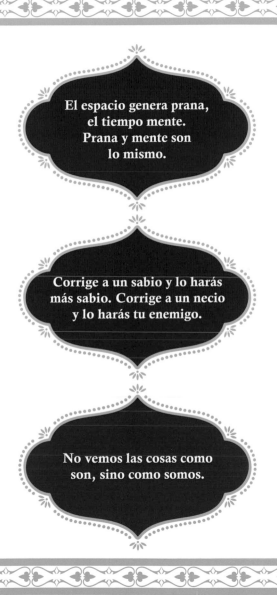

El espacio genera prana,
el tiempo mente.
Prana y mente son
lo mismo.

Corrige a un sabio y lo harás
más sabio. Corrige a un necio
y lo harás tu enemigo.

No vemos las cosas como
son, sino como somos.

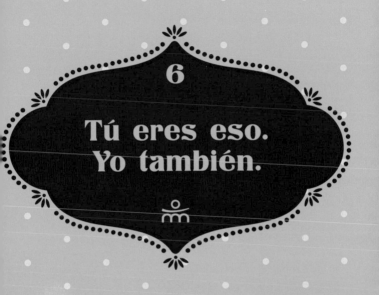

6

Tú eres eso.
Yo también.

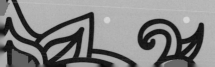

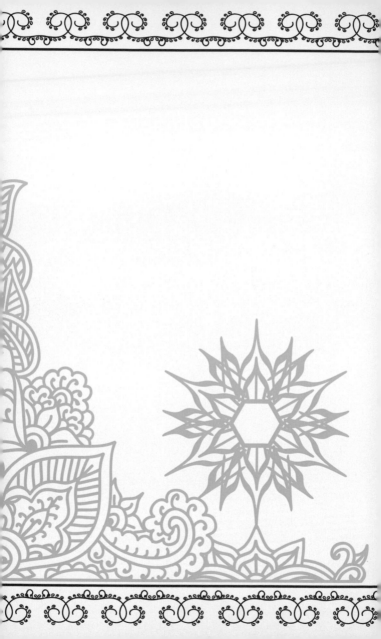

Las *upanishad* son escrituras pertenecientes al corpus védico que exponen la metafísica del no-dualismo, y se los considera la última fase de la revelación védica, su *dictatum* más profundo. La palabra "*upanishad*" está formada por la combinación de tres raíces sánscritas: "*upa*" que significa próximo (también accesorio, anexo, secundario), "*ni*" que significa debajo, a los pies y "*shad*" que significa permanecer sentado.

Por tanto, *upanishad* significa permanecer sentado junto a, o a los pies de (el gurú, para recibir sus enseñanzas).

El *maha sutra* o *maha vakya* (gran verdad) de las upanishad es *tat twam asi*: tú eres eso.

Eso o aquello se refiere el espíritu, alma, purusha, Brahman o Dios, considerado como

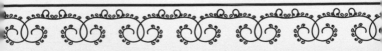

la fuente universal de todo ser que se expande, se manifiesta, produce y es origen de todas las cosas, las cuales están en él como lo finito en lo infinito, pero no como una de sus partes, pues lo infinito no las tiene.

Eso no se puede definir con una mente limitada como la nuestra, por eso se llega a él con el *neti neti:* no es esto ni lo otro, no tiene forma, no tiene género, no tiene cualidades ni tiene atributos, etc... nada que la mente pueda definir es Eso.

El yo sujeto es el ser, es *Yo soy* (So ham) sin ninguna aferencia o eferencia de los sentidos y sin ningún pensamiento.

El sujeto es mi verdadero ser, sin cuerpo, ni mente, ni sentidos. Sujeto es también el sueño profundo, la meditación, la intuición, la conciencia.

Esto es el discernimiento sobre la naturaleza del perceptor y de lo percibido, o sea del sujeto y objeto; es la dilución de las fronteras si se vive en meditación en el sujeto o en el objeto, pero no en ambos. Es ver un objeto sin agregarle mi interpretación.

Sujeto es mi ser, mi alma, la conciencia, yo sin mis pensamientos y sin ninguna aferencia que entre por los sentidos, yo sin yo. El objeto, a su vez, puede ser externo o interno; el primero es lo que se aprecia por los sentidos (ya sea tacto, visión o cualquiera de ellos), o sea aquello que veo, escucho, toco, siento, huelo (todo formado por materia, o sea átomos). El segundo son mis pensamientos.

Objeto es todo lo que se aprecia por los sentidos más mis pensamientos. Sujeto puro es lo que no se aprecia a través de los sentidos, ya que es mi profundo yo.

Cuando pensamos agregamos al objeto, pues dejamos de ser sujetos, en cambio la intuición es puro sujeto, cuántica, no dual, sin pensamiento u objeto agregado.

El intelecto nos muestra el camino de la observación y del ser testigo, pero bajo una exquisita y profunda búsqueda con el auto conocimiento y la auto observación.

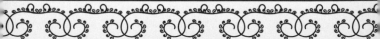

Se basa en una de las fuerzas del conocimiento que nos habla de la verdadera realidad del ser y no de la identificación con nuestro cuerpo, con nuestro ego, al parecer la base de todos los problemas. El creer que somos un nombre, un cuerpo o una profesión, nos hace poseedores de varias personalidades pero nunca auténticos. Tenemos una errónea idea de lo que realmente somos, lo cual termina siendo causa de sufrimiento.

Como dice el Ayurveda, el auto conocimiento trasciende el tiempo, el espacio y hasta la persona. Es la conciencia que precede toda manifestación, ya sea de enseñanza, posesiones, religiones u organizaciones. Es el conocimiento del

verdadero ser, de quién realmente somos, y solo se obtiene cuando la mente calla; en el silencio está la verdad. El autoconocimiento no es información externa ni acumulación de datos, su esencia libera a la persona, el corazón y la libera del apego.

La expresión real del intelecto toma su significado más profundo en la pregunta ¿Quién soy? (Yo no soy Fabián: ese es el nombre que me pusieron, no soy médico: esa es mi profesión, no soy mi cuerpo ni mi mente, habito en ellos, etc.).

Muerte es descomposición y por eso debe haber composición o un compuesto material para que suceda. No ocurre eso con el alma, ya que ha existido siempre y nunca fue formada ni ha salido de algo, sino más bien de la nada.

El intelecto, entonces, es el camino hacia la auto realización, mediante el ejercicio de la comprensión gnóstica (*gnosis: conocimiento*). Se inclina hacia el estudio de las escrituras, la razón, el argumento y el debate; concretamente, consiste en el ejercicio constante de discriminación entre lo irreal y lo real. No hay ningún objeto externo que pueda dar la felicidad eterna.

El objeto interno son mis pensamientos, mis emociones, en definitiva: mi mente. El pensamiento se produce por intermedio de neurotransmisores liberados en fórmulas químicas (serotonina, adrenalina, endorfinas), que también están formados por átomos, o sea, materia.

Pensar sobre algo agrega el sujeto al objeto y lo hace dual. El pensar, por su parte, es agregar un objeto (mis apreciaciones, imaginaciones, memorias, emociones, etc.) a otro objeto. Pensar que pensamos es pasado, saber que se piensa nos lleva al presente.

El presente es eso, conciencia, una comprensión que se comprende a sí misma.

Cuando se está compenetrado y concentrado en el deporte o el trabajo, es distinto a cuando se está pensando.

Objeto es lo que se aprecia por los sentidos, sea tacto, visión o cualquiera de ellos, y sujeto es lo que no se aprecia a través de los sentidos, ya que es mi profundo yo sin pensamiento alguno. Ahora, cuando el sujeto ve el

objeto, ya le agrega su mente, una tercera fuerza que no es igual para nadie y totalmente condicionada.

Yo soy sujeto en estado de sueño, meditación profunda, o en aquellos momentos de mi vida sin pensamiento alguno.

El pensar es agregar el sujeto al objeto, o sea es agregar un objeto (mis apreciaciones, imaginaciones, memoria, emociones, etc.) a otro.

Yo sujeto (uno), veo un objeto (dos), pero la cosa no queda ahí, le agrego una tercera dimensión: mis pensamientos sobre ese objeto (tres).

O sea, es lo que yo sujeto, creo que es; no lo veo tal cual está sino que le impongo cualidades. A la vez será distinto a como lo

ven todos, pues cada uno le agrega sus propios pensamientos, su propio objeto.

En el presente sin pensar (testigo) se diluye la separación del sujeto con el objeto, el observador con lo observado. El presente diluye las fronteras y es ilimitado, eterno.

So ham, yo soy Eso.

Tat twam, tú eres Eso.

Nava sutra de Tú eres eso:

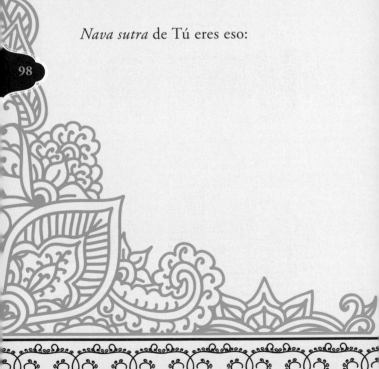

No hay nada externo que
pueda dar la felicidad.

Ser feliz es simple, lo
difícil es ser simple.

El sujeto es subjetivo y
el objeto, objetivo.

Yo soy.
Soy yo sin pensar,
escuchar o sentir,
soy ese que está
detrás de todo.

¿Quién soy, si no estoy pensando?

Somos sueños de materia.

El silencio es el gran maestro.

El lenguaje del alma es la intuición.

Uno es lo que piensa que es.

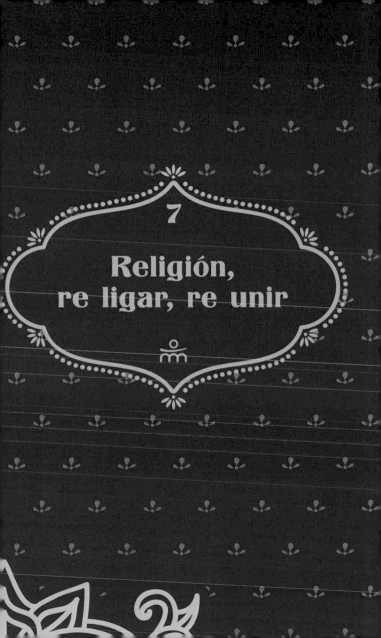

7

Religión,
re ligar, re unir

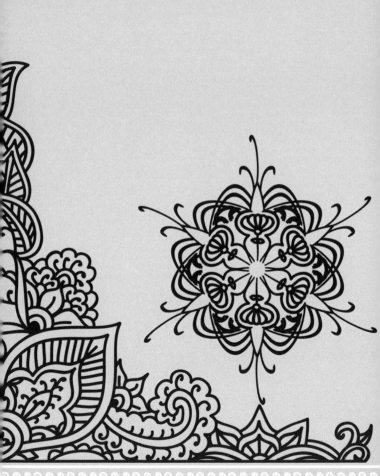

Religión es re ligar o re unir la conciencia con el alma y con el todo, más allá de toda fórmula o ritual.

Religar es volver a ser uno, re unirse, y Yoga significa unión precisamente, unión consigo mismo y después con el macrocosmos. *Swastha,* es la palabra sánscrita para definir la salud en Ayurveda, significa "Yo establecido en mí mismo". Pasa que pensamos una cosa, decimos y hacemos otra, vivimos en *viyoga,* fragmentados.

Instrumentos de la religión como templos, lugares sagrados, rezos, etc., proveen un lugar y espacio para suavizar la aspereza de la vida.

Los rituales, mantra, y conductas bien entendidos y ejecutados, son una herramienta útil para propiciar un cambio mental según la persona.

Toda religión conlleva filosofía, mitología y rituales. La filosofía tal vez, es la esencia o base de la religión.

Cada devoto hace un ritual distinto y cree que el suyo es el indicado. No puede existir una religión universal, pero sí una conciencia universal, con el conocimiento de nuestro profundo ser.

La mitología explica e ilustra la religión por medio de fábulas y cuentos asombrosos. Lo simbolizado ayuda a develar las ideas abstractas y sutiles. Es más, la palabra misma es un símbolo del pensamiento.

Los rituales, templos e imágenes le dan una forma más real a la filosofía, para que todos puedan alcanzarla y

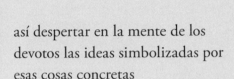

así despertar en la mente de los
devotos las ideas simbolizadas por
esas cosas concretas

Claro que rituales hechos sin
sabiduría terminan en una tradición
forzosa de religión, lo que nos lleva a la
hipocresía. Las religiones deben derrumbar
viejas tradiciones, actualizarse a la par de la vida.

La hipnosis de la religión, la sociedad, los
padres, la programación y el condicionamiento,
pueden hacer de cualquier vida el peor de los
infiernos.

La religión debería pasar por intentar vivir
total y felizmente sin molestar a nadie. No
interferir en la vida del otro ni tratar de imponer
mis ideas, ser testigo y no comprometerse
corporalmente. Disfrutar, vivir y sentir cada
momento y que no nos importe lo que digan,

disfrutar el hecho de estar vivo y ser consciente de cada acto con alegría y felicidad. No hacer lo que no se quiere hacer conscientemente.

Construimos a nuestro alrededor enormes estructuras nacionalistas, religiosas, científicas, sociales, etc., y a través de ellas miramos la vida. Cuanto más rígida e inflexible es una estructura, más frágil es y se sufre más. Una escucha correcta es la clave de la transformación, *sravana manana:* escuchar, luego razonar

Los cambios deben producirse desde el interior, desde una profunda comprensión…

por eso sirven de poco las dietas o actitudes forzadas, obligar a la gente a ser feliz con tu felicidad.

El devoto sin intelecto va ciego por la vida, pues está viendo

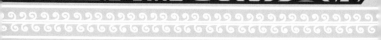

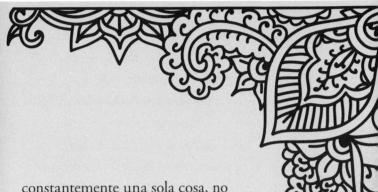

constantemente una sola cosa, no puede percibir lo demás, y se adormece con rituales y mantras. Este devoto ve la realidad con esas herramientas que venera como dioses.

La verdad misma es movimiento, por lo tanto nunca puede detenerse y al nombrarla así lo hacemos, nunca puede ser definida.

La devoción y la lealtad sin límites son expresiones del autoritarismo, ciegan, y son una merma para alcanzar la sabiduría.

Desde ya que también hay curas, *gurús,* monjes y hermanas, que realmente entregan toda su energía a un acto divino, ya sea por intermedio de la devoción, las oraciones, el servicio, o lo que sea; he conocido a este tipo de personas que pueden ser deportistas o artistas.

Religión no es sentimentalismo ni alucinación, sino una actitud de vida mucho más allá de la creencia.

Hay quienes leen cosas místicas y esotéricas, y se sienten especiales y evolucionados, cerca de la iluminación. Eso no es más que el escenario ficticio que montaron en sus vidas.

Sienten que *su* dios los ha conducido al lugar adecuado para su crecimiento y evolución; creen que la información recibida es muy importante y no puede divulgarse a otros porque no tienen la capacidad para entenderla.

Esta forma de arrogancia también se ve en las religiones que se sienten

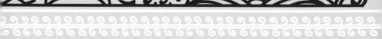

propietarias de dios. Es cuando el ego nos engaña hasta hacernos caer en un orgullo espiritual.

Religión es re-ligar los valores humanos, la ética, lo heroico, el discernimiento, la creatividad, la originalidad, el amor, el humor, la compasión, la empatía, la paz, la voluntad, la disciplina, la responsabilidad, la solidaridad, el servicio…

Depende de la geografía del lugar donde uno nazca, será la religión que va a tener. Y todas conllevan rezos, plegarias, oraciones o mantras, rosarios, rituales (como hacer la señal de la cruz frente a una Iglesia), confesiones, tener estampitas o figuras de dioses, santos, cruces, cantar canciones devocionales, etc. Todas acciones que pueden ser útiles, pero la cosa no termina ahí.

Dios no es una palabra sino una actitud, una forma de ver y vivir la vida.

Les voy a contar una anécdota de cuando era cirujano, antes de ser médico Ayurveda. Luego de una cirugía voy a ver a mi paciente. Había salido todo diez puntos (no siempre sale así…, al que nunca le pasó nada, es que nunca hizo nada). Se lo comunico y me dice:

–¡Gracias a Dios salió todo bien!

–Claro! –contesté y risueñamente continué:

–Pero, ¿por qué gracias a Dios? ¿La operó él?

–No, pero guió sus manos –me contesta amablemente.

–¡Ah ,claro!, pero si la cirugía salía mal, la culpa es del cirujano, ya no guió Dios; ¡así es fácil serlo! Si sale todo bien es todo obra suya, en caso contrario la culpa es del que opera...

Y nos reímos con complicidad.

Los sutra de este capítulo:

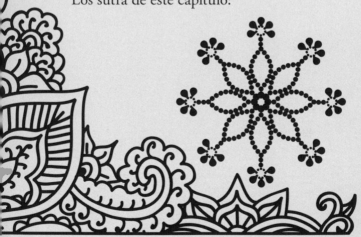

El mundo es la proyección
de lo que somos.

Uno puede ser religioso sin un dios.

Dios es tu definición.

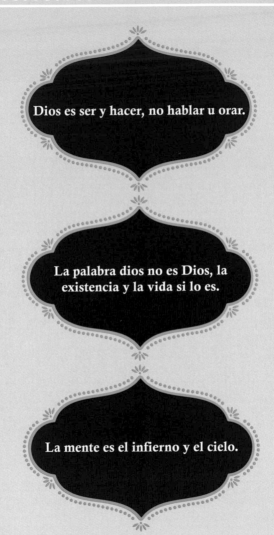

Dios es ser y hacer, no hablar u orar.

La palabra dios no es Dios, la existencia y la vida si lo es.

La mente es el infierno y el cielo.

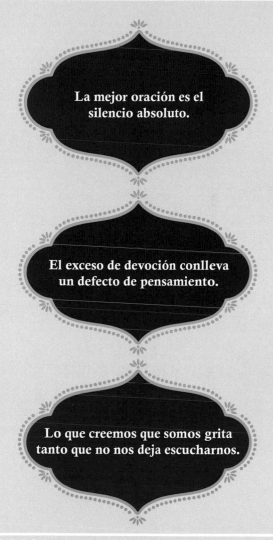

La mejor oración es el silencio absoluto.

El exceso de devoción conlleva un defecto de pensamiento.

Lo que creemos que somos grita tanto que no nos deja escucharnos.

8

Yoga: auto conocimiento

ॐ

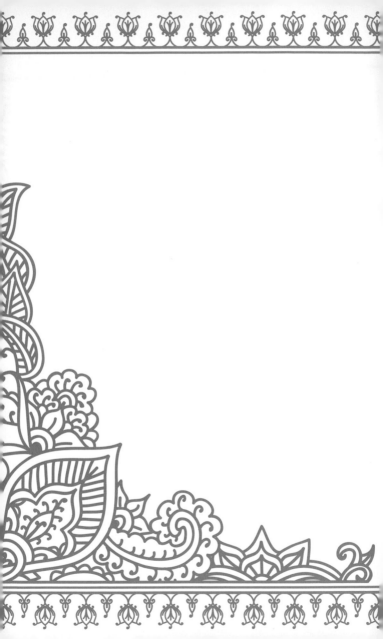

Con más de cinco mil años de antigüedad, esta filosofía de vida permea e impregna la mente de quien la practica. Yoga no es solamente asanas o posturas, sino una profunda filosofía de vida que escapa al tiempo y al espacio.

El yoga (léase ioga) se originó en la India antes de la era común, algunos sostienen que pudo haberse iniciado alrededor del año 1000 a.C., otros dicen 3000 a.C. Pero también se afirma que el yoga es eterno (*anādi:* "sin comienzo").

La palabra viene de la raíz sánscrita *yug* que significa unión. Unión entre cuerpo, mente, y espíritu. Unión, a la vez, del alma con la energía del cosmos. No es el *yo* separado del resto, tampoco es la desunión de lo que uno piensa, pero luego dice o hace otra cosa. Es la resonancia armónica entre nuestros elementos y la energía que componen nuestro cuerpo biológico con la del macrocosmos. El yogi o yogui (siempre que lo menciono, me refiero también a la yogini, o yoguini) es el que vive en síntesis o en Yoga, y no únicamente realizando ejercicios físicos.

Y es filosofía y luego práctica, acción, conciencia, y luego filosofía; es el conocimiento más la atención e intención en el estilo de vida, o sea la voluntad, el prana. Yoga es disciplina y rutina, ambas palabras parecen feas pero la primera viene de "disco", que significa saber hacer, de allí viene discípulo; mientras que la segunda viene de "ruta", camino a seguir, y no se trata de la rutina o disciplina de un trabajo tedioso, sino de hábitos saludables para resonar con el macrocosmos. Es un estilo de vida.

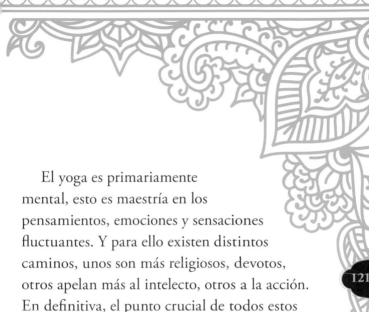

El yoga es primariamente mental, esto es maestría en los pensamientos, emociones y sensaciones fluctuantes. Y para ello existen distintos caminos, unos son más religiosos, devotos, otros apelan más al intelecto, otros a la acción. En definitiva, el punto crucial de todos estos caminos es poder lidiar con nuestro propio ego y mente en desequilibrio, causantes de más del 95% (y eso es mucho decir…) de nuestros trastornos, enfermedades, penas, etc.

Tradicionalmente posee tres ramas o métodos fundamentales llamados *margas*. Las distintas técnicas, estilos y métodos, aparecen en base a estos tres, llamados *jñana*, *karma* y *bhakti yoga*. Luego aparece Patanjali resumiéndolos en el *raja* o *ashtanga yoga*.

Lo cierto es que un camino no es excluyente del otro. Es más, el amor sin intelecto y la correcta acción, puede ser peligroso; el intelecto sin amor, también.

Veamos ahora un resumen de estos tres principales caminos de auto conocimiento y acción, y el cuarto como la unión de todos. Y finalmente el establecimiento del Yoga propiamente dicho.

1. Jñana Yoga

El jñana (gnana, gñana o jnana) yoga dirige toda su capacidad intelectual a descubrir la realidad infinita de su naturaleza interior. Estudia las escrituras como los upanishad y los tratados de vedanta, como soporte de su búsqueda. De hecho, el jñana es uno de los que hace que yoga y vedanta estén íntimamente ligados.

Y es el yoga del discernimiento o viveka indio. Es el camino de la introspección y del autoconocimiento: ¿Quién está detrás de los pensamientos y de la mente?

2. Karma Yoga

La acción (*karma*) siempre viene acompañada de su resultado, ya sea buena o mala.

Karma yoga es no esperar nunca nada de la acción (*vairagya*) y hacer la acción correcta (*dharma*) siempre.

Es una vocación de servicio (*seva*). Dar sin esperar nada a cambio

Es el camino de la acción sin ninguna motivación egoísta, es el desapego del resultado de nuestras acciones y del interés específico de algo.

3. Bhakti Yoga

Es el camino de la devoción o amor absoluto a Dios, y por ende a la vida en general.

Canaliza toda su parte emocional hacia lo divino.

De hecho, toda la religiosidad hindú es la expresión de la devoción y llega, tal vez, a su grado más conocido con los Hare Krishna, divulgando con devoción la conciencia Krishna.

El devoto tiene una relación muy particular con la divinidad, recita su nombre (mantra o rosario), adora su imagen como si fuera un ser vivo, le ofrece agua, alimentos, meditaciones, vestidos, ritos, flores, perfumes, incienso, plegarias, oraciones…, inclusive dinero.

Todo su pensamiento está
dirigido hacia ella.

El bhakti yoga es el camino en
que el arte hindú se ha expresado más
ampliamente, mediante la escultura, la
pintura, la música y la literatura, haciendo
que toda la expresión artística esté dirigida a la
glorificación de la divinidad.

4. Raja o Ashtanga Yoga

Su principal fundamento se encuentra en los
Yoga sutra, texto escrito por el antiguo sabio
Patanjali que describe el yoga con el sutra *yogah
chitta vritti nirodha*. "El Yoga es la completa
ausencia del movimiento de la mente."

"Raja" significa real, el nombre de ashtanga yoga ("ashta" significa ocho, "anga" significa miembro o parte de) es por sus ocho miembros, los cuatro primeros en relación con el mundo exterior y los cuatro últimos con el interior. Este yoga requiere disciplina moral, mental y física, además de meditación.

Ashtanga, en realidad, no son pasos sucesivos o etapas sino miembros, van todos juntos. Hatha yoga es la parte física del ashtanga, comprende asana y pranayama; según Patanjali, hacer un solo miembro, no es ser yoga.

1) Yama: conducta con el otro, *sadvritti*. No violencia (lo fundamental), no robar, no mentir, realizar actos sinceros, no acumular cosas.

2) Niyama: conducta con uno, *swasthavritti*. Limpieza, higiene, sentirse contento, seguro, confianza en sí mismo, ascetismo (vida espiritual).

3) Asana: posturas que serán placenteras, relajantes y estimuladoras a la vez, posturas físicas con repercusiones orgánicas y energéticas.

4) Pranayama: control y estudio de la respiración y su directa relación con la mente.

5) Pratyahara: control de los sentidos, no hacer poco ni mucho, ni mal uso de ellos. Purificar lo que entra es purificar lo que sale.

6) Dharana: concentración como un paso previo a la meditación, es llegar al grado de total abstracción mental.

7) Dhyana: meditación alcanzada a través de la conciencia de cada acto de nuestra vida. Es vivir el presente sin pensar en él.

8) Samadhi: la liberación, volver al origen y a la fuente (moksha, satori, nirvana, iluminado, budha… todas expresiones de lo mismo,

acorde a la filosofía). Es un estado de unidad total con el entorno. Es tocar nuestra alma, es el estado de liberación de la propia mente.

Estar identificado con la mente es estar atrapado en el tiempo, la compulsión de vivir a través de la memoria y de la anticipación crean una preocupación constante con el pasado y el futuro.

La mente es el tiempo: la depresión, la culpa, los cargos de conciencia, los remordimiento, son un exceso de pasado. El miedo, la angustia, el temor, la ansiedad, son un exceso de futuro.

Yoga sutra:

Todo problema es un pensamiento.

No te necesito para ser feliz.

Yoga es ser, no hacer.

Uno envejece cuando
deja de crecer.

Silencio y sueño:
las dos necesidades de la mente
que se han vuelto lujos.

Somos lo que hacemos con lo
que hicieron de nosotros.

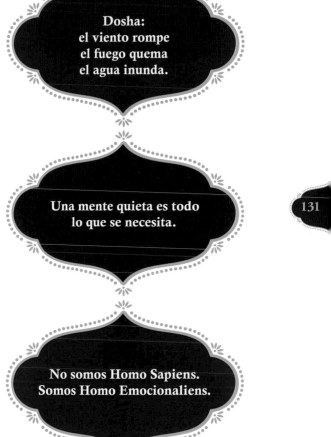

Dosha:
el viento rompe
el fuego quema
el agua inunda.

Una mente quieta es todo
lo que se necesita.

No somos Homo Sapiens.
Somos Homo Emocionaliens.

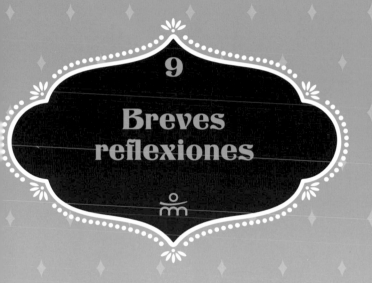

9

Breves
reflexiones

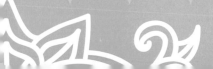

No somos superiores a la hormiga o al león por ir en auto o saber leer, sino porque somos libres de hacer; sabemos que sabemos.

El ser humano es el único animal con existencia que puede elegir e incluso ir en contra de su propia naturaleza ya que puede cambiar su biología por lo que piensa. Sin intelecto quedamos a merced de la mente y todo pasa a ser un problema, ya que todo lo que toca la mente lo vuelve problema. "No he conocido a nadie que me traiga más problemas que yo".

No somos inteligentes, estamos inteligentes.

No somos, estamos siendo; a veces somos inteligentes, a veces no; quién no.

º
ⵎⵎ

La belleza es conciencia.

La conciencia no duda, sabe, es tiempo fuera del tiempo, ocio, meditación, arte, amor, paz, belleza.

La belleza, al ser conciencia, existe cuando los pensamientos se detienen.

La belleza tiene un aspecto externo y otro interno; cuando uno calla une ambos y aparece el aspecto oculto o secreto. Más allá de la forma física, es sensibilidad y resonancia; es algo actual, percibido, no un recuerdo.

Para apreciar la belleza, hay que estar abierto a ella, hablar ese idioma.

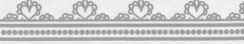

Hacer Yoga o Ayurveda no nos convierte en seres espirituales si en la vida diaria no cambia nada. La persona es la misma, crea o no en un dios. Convertirse en vegano orgánico, prender inciensos, recitar mantras, usar ropa holgada, viajar a la India o leer libros sobre iluminación espiritual, muchas veces es solo un cambio de postura, para sentirse superior; y esa idea es la indicación más grande de que se cayó en otra trampa sutil del ego. Es el mismo ego que viene por la puerta de atrás: "yo soy vegetariano, ¿vos no?".

Ese ego menosprecia a aquellos que no están siguiendo su camino espiritual, cuando el único que existe es ir hacia adentro, a nuestro interior.

Por más que se trate, es muy difícil estar libre del ego; por eso el primer paso es la observación con el intelecto, esto es aceptación y desapego del resultado de la acción.

El ego es fácilmente provocado y luego desarrolla emociones que no podemos digerir, afectando nuestro cuerpo, lo que se traduce en gastritis, fibromialgias, colitis ulcerosa y muchos otros trastornos.

Purificando la memoria del ego, purificamos la mente, y para ello tenemos que terminar de digerir las emociones que nos ocupan lugar y no nos dejan mover.

Claro que la memoria ayuda a programar el futuro; se menciona a aquella memoria repetitiva de errores del pasado. Aquella memoria kármica que, sin querer o sin darnos cuenta, es alimentada por nosotros mismos.

La mente ve para atrás, está en la espalda, se rige por el pasado.

El intelecto es el puente del presente al futuro.

Si cambiamos mente por intelecto, vemos otra vida.

El Ayurveda sostiene que la llave maestra es la auto observación y escuchar a la intuición, ya que el futuro siempre vuelve y nos cuenta suavemente, incluso en silencio, muchas cosas. La intuición es esa verdad que irrumpe sin pasar por nuestros pensamientos, trasciende la mente, no requiere de razonamiento alguno, y nos susurra en los espacios silenciosos que hay entre nuestros pensamientos dejando así una semilla, un repentino saber que nos transforma… Pasa que después pensamos la intuición, y allí es cuando nos equivocamos.

La verdad es peligrosa, sobre todo para todos los que han vivido en un cuento; así, no digieren esa emoción y traducen a la verdad como su enemigo, algo que hará caer toda creencia en la que han vivido.

Se sigue enseñando como antaño y no sabemos controlar los impulsos, entender una emoción, contemplar la naturaleza, estar en paz… los valores eternos más allá del tiempo, el espacio y la forma

La comunicación humana hoy es emocional más que intelectual. Y nadie nos educa para eso, esas reacciones y emociones, al parecer, entran por una puerta que había quedado abierta deliberadamente (karma).

Auto educación es observarse, ver desde afuera y objetivamente nuestro propio comportamiento, las propias demandas, exigencias, quejas, culpas, etc. Saber realmente que uno es.

Auto conocerse, auto desarrollarse... ese debería ser el objetivo de la educación: evolucionar, guiar, inspirar, motivar, saber hacer. Cambiamos con la acción, no con la opinión.

La educación debería tener un fin último que es el amor y todo lo que ello abarque (conciencia, paz, servicio, voluntad, equidad, música, deporte, meditación, arte, conocimiento, etc.).

La llave del intelecto es la educación, el ser humano es lo que se lo educa para que sea.

La emoción entra por una puerta que ya estaba abierta. Es una reacción que se impone, la cual es tan rápida que no pasa por el pensamiento. Emoción es e-movere salir de tu punto de encaje, de tu equilibrio.

Vemos que todos nuestros pensamientos y emociones se manipulan desde el exterior, transformando la mente en un suceso, una consecuencia que viene ya programada.

Ser testigo es estar atento, sobre todo, a nuestra propia mente. La identificación con ella y el ego es lo que enferma.

Observar la mente, entonces, es separarse de ella, ser testigo de lo que ocurre. Este distanciamiento nos

permite tener espacio y tiempo para
tener otra visión de lo que pasa.

Ser testigo es estar en el presente, observar,
lo que no significa no actuar sino que la acción
sucede, sale por sí sola aunque no haya gente
activa.

La emoción nos afecta todos, nos guste o no,
por eso es importante el auto conocimiento.

El tiempo es la mente en el pasado o en el futuro, en cambio la vida es ahora (a-hora, *sin tiempo*).

No es lo mismo pensar, a saber que se piensa. Los animales, al no tener nuestra mente, no tienen nuestro tiempo y, por lo tanto, no se preocupan por la muerte. Su tiempo es circular, como todo el reino de la naturaleza: verano, otoño, invierno, primavera.

Ellos no hacen karma, pues hacen siempre la acción correcta… a menos que hayan sido manipulados por el ser humano (corrida y matanza de toros, peleas de gallos, zoológicos, etc). Somos animales que sabemos que vamos a morir, pues tenemos mente. Si no lo aceptamos, tendremos miedo o angustia.

Muchas veces, perdemos el control de nuestros pensamientos; tan solo los podemos manipular superficialmente.

El trascender la mente es ser testigo de ella, así permite otro nivel y aspecto de horizonte, la visión es distinta; la conciencia se expande, ya la piel no es el límite.

Yo no soy mis pensamientos, éstos están manejados por genes, emociones, karmas, dosha, luna, día…. Dice un sutra de Pink Floyd: "hay alguien en mi cabeza pero no soy yo".

Tenemos que retirarle nuestro apoyo a los pensamientos que fomentan problemas.

No he conocido a nadie que me traiga tantos problemas como yo.

Quedarse en silencio y se hará el bien, el bien sigue al silencio. Si la verdad está de tu lado, ella hablará por sí sola.

Si todo problema es un pensamiento, tal vez sea problema pues está mal pensado.

Si cambio la forma de pensar, cambia el problema.

Es más, si paro de pensarlo, ya no hay problema.

Nueve sutra para finalizar:

Los zoológicos son cementerios de seres vivos.

No hagas promesas cuando estés contento.

No es lo mismo la no respuesta que responder en silencio.

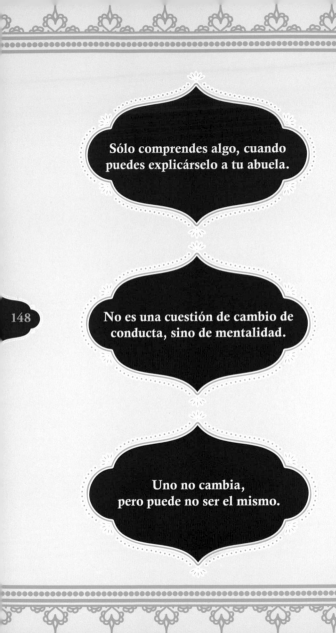

Sólo comprendes algo, cuando
puedes explicárselo a tu abuela.

No es una cuestión de cambio de
conducta, sino de mentalidad.

Uno no cambia,
pero puede no ser el mismo.

Si pasó, conviene.

No te tomes nada personal,
cada ser está librando su batalla.

Ser feliz es una decisión.

150

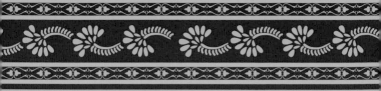

Palabras finales

Aprovecho estos últimos comentarios para despedirme con amor, un poco de ciencia y, como siempre, agradeciendo muchísimo tu lectura.

Los esperamos en nuestra nueva escuela de Ayurveda Yoga: Escuela Espacio Om (Ver facebook).

Hasta siempre, abrazo.

Fabián

El nuevo AUM
(léase om)

En el aum tradicional (léase "om", pues "au" en sánscrito se pronuncia "o") ॐ la curva superior izquierda es el estado de vigilia o *jagrat avastha*, la mente diaria; la grande de abajo a la izquierda es estado del sueño con imágenes oníricas llamado *swapna avastha*, acá estamos soñando algo, la mente sigue actuando; la de abajo a la derecha es *sushupti avastha*, el sueño profundo sin imágenes oníricas.

La rama que se desprende arriba es la identificación con el ego, el velo de la ilusión; el

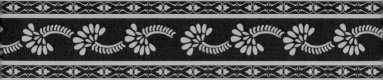

punto de arriba es *turiya avastha*, que significa cuarto estado, la liberación (de la mente, una vez que atraviesa la barra del ego).

En este nuevo ॐ (actual símbolo de la Escuela Espacio Om) de la liberación bajan los demás estados mentales, poniéndolos por abajo de la liberación misma… Además uno lee el om.

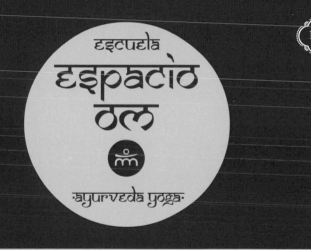

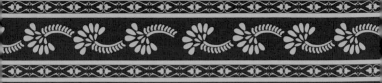

El Autor

Lic. en Kinesiología (UBA). Médico (UBA) Ayurveda, formado en el país y en India. Ex cirujano. Doctor en Medicina. Profesor Universitario recibido en la UBA y en la Universidad Maimónides.

Director del Centro AYUM, Ayurveda Yoga Universidad Maimónides: curso de Medicina Ayurveda (inicio 2007) y del Instructorado Universitario de Yoga y Ayurveda. Codirector Escuela Espacio Om. Ayurveda Yoga.

Ha publicado:

Traumatología Kinésica (Editorial Ursino), 1995.
Diacronías (Editorial Cumacú), 1997.

*Zapping Demente (*Editorial Universidad Maimónides), 2003.

Rehabilitación en O y T (Editorial Universidad Maimónides, coautor). Libro con cd de imágenes en video. 2003.

Ayurveda. Sanación Holística (Ediciones Lea 3 reediciones), 2005.

Ayurveda y Metafísica (Ediciones Lea), 2006, 2da edición 2010.

Ayurveda y Terapia Marma (Ediciones Lea, 2 reediciones), 2007.

Yoga y Vedanta (Ediciones Lea), 2007.

El Pensamiento Cuántico (Editorial Ricardo Vergara, coautor), 2007.

Yoga y Ayurveda (Ediciones Lea, co autor), 2008.

Ayurveda y Astrología (Ediciones Lea), 2009. *Yoga del Conocimiento* (Ediciones Lea, coautor), 2009.

Ayurveda y Psicología (Ediciones Lea), 2010.

Ayurveda y Sexo Tántrico (Ediciones Lea), 2011.

Ayurveda y la Mente (Editorial Maimónides),
    2011.
Ayurveda y Filosofía (Ediciones Lea), 2011.
Ayurveda y Rejuvenecimiento (Ediciones Lea), 2012.
Ayurveda y Terapia Abhyanga (Ediciones Lea,
    coautor), 2012.
El arte de respirar y meditar (Ediciones Lea), 2012.
Ser feliz es una decisión (Ediciones Lea), 2013.
Ayurveda Hoy (Ediciones Lea), 2013.
Los Aforismos del Ayurveda (Ediciones Lea,
    coautor), 2014.
Ayurveda, Conciencia de Vida (Ediciones Lea), 2014.
Aprender y Enseñar (Editorial Maimónides,
    coautor), 2015.
Yoga. Filosofía de Vida (Ediciones Lea), 2015.
Ayurveda y plantas medicinales (Ediciones Lea, co
    autor), 2015.
Medicina Ayurveda Tomo I (Ediciones Lea) 2016.
Medicina Ayurveda Tomo II (Ediciones Lea), 2016.
Medicina Ayurveda Tomo III (Ediciones Lea), 2016.

Ayurveda y Karma (Ediciones Lea), 2017.
Diacronías II (Editorial Dunken), 2017.
Todos los rubios tienen gastritis (Editorial
        Dunken), 2017.
La cocina Ayurveda (Ediciones Lea, coautor), 2018.
Ayurveda y las 9 emociones (Ediciones Lea), 2018.

Facebook: Fabián J. Ciarlotti
Mail: ciarlottifabian@gmail.com

Índice

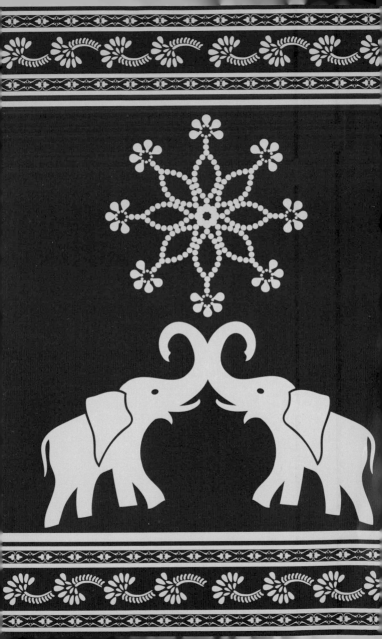